FACULTÉ DE MÉDECINE DE PARIS.   N° 59.

THÈSE

POUR

LE DOCTORAT EN MÉDECINE,

Présentée et soutenue le 3 avril 1848,

Par Maurice GAUDIN DE LA CAFFINIÈRE,

né à Paimbœuf (Loire-Inférieure),

Lauréat de l'École secondaire de Médecine et de Pharmacie de Nantes (Loire-Inférieure).

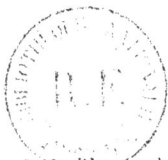

DE LA MÉTRITE.

Le Candidat répondra aux questions qui lui seront faites sur les diverses parties de l'enseignement médical.

PARIS.

RIGNOUX, IMPRIMEUR DE LA FACULTÉ DE MÉDECINE,

rue Monsieur-le-Prince, 29 bis.

1848

1848. — *Gaudin de la Caffinière.*

1

FACULTÉ DE MÉDECINE DE PARIS.

Professeurs.

M. BOUILLAUD, DOYEN.

MM.

Anatomie	DENONVILLIERS.
Physiologie	BÉRARD.
Chimie médicale	ORFILA.
Physique médicale	GAVARRET.
Histoire naturelle médicale	RICHARD.
Pharmacie et chimie organique	DUMAS.
Hygiène	ROYER-COLLARD.
Pathologie chirurgicale	VELPEAU. / GERDY.
Pathologie médicale	DUMÉRIL. / PIORRY.
Anatomie pathologique	CRUVEILHIER.
Pathologie et thérapeutique générales	ANDRAL.
Opérations et appareils	BLANDIN.
Thérapeutique et matière médicale	TROUSSEAU.
Médecine légale	ADELON.
Accouchements, maladies des femmes en couches et des enfants nouveau-nés	MOREAU, Président.
Clinique médicale	FOUQUIER. / CHOMEL. / BOUILLAUD, Examinateur. / ROSTAN.
Clinique chirurgicale	ROUX. / CLOQUET. / MARJOLIN.
Clinique d'accouchements	DUBOIS.

Agrégés en exercice.

MM. BEAU, Examinateur.
BÉCLARD.
BECQUEREL.
BURGUIÈRES.
CAZEAUX.
DUMÉRIL fils.
DEPAUL.
FAVRE.
FLEURY.
GIRALDÈS.
GOSSELIN.
GRISOLLE.

MM. GUÉNEAU DE MUSSY.
HARDY.
JARJAVAY.
REGNAULD.
RICHET.
ROBIN.
ROGER, Examinateur.
SAPPEY.
TARDIEU.
VIGLA.
VOILLEMIER
WURTZ.

A MON PÈRE BIEN-AIMÉ,

A MA MÈRE CHÉRIE.

Faible hommage de reconnaissance éternelle pour tous les sacrifices qu'ils ont bien voulu s'imposer pour subvenir aux frais de mon éducation.

A MON AÏEUL PATERNEL.

Hommage du plus respectueux attachement.

A MA TANTE DE LA CAFFINIÈRE.

Je n'oublierai jamais la tendre affection qu'elle m'a toujours témoignée.

A MON ONCLE DE CAZES,

Médecin à Ingrandes (Maine-et-Loire),
ex-Interne des hôpitaux d'Angers,
ancien Maire d'Ingrandes.

Reconnaissance sans bornes pour tous les bons conseils qu'il a bien voulu me donner.

A M. LE DOCTEUR LAFONT,

Chirurgien en Chef de l'hôtel-Dieu de Nantes,
Professeur d'Anatomie à l'École secondaire de Médecine et de Pharmacie de ladite ville

Respectueux hommage pour la bienveillante amitié dont il a daigné m'honorer.
C'est lui qui a guidé mes premiers pas dans l'art si difficile de guérir.

AVANT-PROPOS.

Le sujet que nous allons traiter est long et difficile.

Certes, si nos quelques connaissances théoriques nous ont guidé dans l'étude qui va suivre, nous avons dû faire appel surtout à notre assez longue pratique dans les hôpitaux, aux leçons de nos maîtres et à l'étude spéciale que nous avons faite des maladies des femmes.

La femme, par sa nature, par les fonctions compliquées qu'elle doit remplir durant le cours de son existence, se trouve bien plus sujette que l'homme aux maladies en général. Elle est de plus exposée à des affections spéciales dont l'homme ne trouve point l'équivalent; de sorte que, envisagée sous le point de vue médical, la femme est un être éminemment né pour la souffrance.

En effet, à peine sortie de l'enfance, elle n'entre dans la puberté que par le chemin de la douleur. C'est alors que son tempérament se dessine, et, pour son propre malheur, le plus souvent elle prend, malgré elle, l'un ou l'autre des plus pénibles, et cela pour le reste de ses jours. Combien en effet le tempérament mixte est rare chez la femme!

Quelques années s'écoulent, et la femme, déjà assujettie aux infirmités de son sexe, est appelée à remplir les devoirs d'épouse et de mère. Que de souffrances alors! que de peines et de fatigues! que de jours d'inquiétudes! que de nuits sans sommeil!

Le premier témoignage de sa souffrance maternelle est à peine existant, qu'obéissante à ses devoirs d'épouse et de femme, une seconde fois elle devient mère; et pour peu qu'elle soit féconde, ses années, les plus belles années de sa vie, se passent ainsi à gémir et à souffrir.

Ah! si du moins elle voyait devant elle un avenir calme et tranquille! Mais non, le retour d'âge advient, et des inquiétudes nouvelles, très-souvent des douleurs, des maladies effroyables, viennent la payer de toutes ses peines et de tous ses sacrifices!

Oui, la femme est née pour souffrir. Mais la nature, cette bonne mère, comme disaient les anciens, a voulu la dédommager. La beauté et la grâce, un cœur aimant, l'esprit et la douceur, ses plus beaux apanages, lui sont prodigués. Ces dons, ces qualités qu'elle possède, lui font oublier ses souffrances. Une mère s'est-elle jamais plainte des douleurs de l'enfantement? Un caractère doux et flexible ne fait-il pas supporter aux pauvres femmes bien des chagrins amers?

C'est vers les maladies si compliquées et si nombreuses de la femme que nous avons surtout dirigé toutes nos études médicales, et si dans notre pratique nous pouvons un jour compter quelques succès, ce sera pour nous la plus belle récompense.

Une de ces maladies, plus fréquente qu'on ne le pense généralement et pouvant se rencontrer à tous les âges, va faire le sujet de cette thèse. Nous avons beaucoup lu, beaucoup médité et observé le plus qu'il nous a été possible, mais nous n'avons jamais écrit pour être lu. Espérons donc que l'on nous pardonnera si, dans le développement de nos idées, nous ne sommes pas aussi clair, aussi complet que nous le voudrions être.

DE

LA MÉTRITE

(De μητρα, matrice, inflammation de la matrice).

La plupart des auteurs qui ont écrit sur les maladies de l'utérus ont donné le nom de métrite ou d'utérite à l'inflammation du tissu utérin, et celui de métrite catarrhale à la phlegmasie de la membrane muqueuse de l'utérus.

La sensibilité du tissu propre de la matrice est moins grande que celle dont jouit la muqueuse de cet organe ; il est donc moins souvent affecté. Mais il est constant que les phlegmasies qui s'emparent de ce tissu prennent des caractères, des formes beaucoup plus graves ; sans doute à cause des complications qui surviennent et des sympathies qui sont réveillées.

L'inflammation de la muqueuse utérine est au contraire beaucoup plus fréquente, mais aussi beaucoup moins redoutable. Elle existe le plus souvent isolée, c'est-à-dire qu'elle ne s'étend pas au tissu utérin, tandis qu'elle complique toujours l'inflammation de celui-ci.

Quant à la phlegmasie de la séreuse ou membrane externe, elle est toujours très-grave, quelque peu étendue qu'elle soit d'abord ; difficilement on s'en rend maître, et le plus souvent, quand elle est étendue, la maladie devient mortelle dans un très-court espace de temps.

Lorsque cette inflammation accompagnée de tous ces symptômes survient après l'accouchement, elle reçoit le nom de *fièvre puerpérale*.

Avant de nous occuper spécialement de la métrite, nous croyons à propos de donner ici un aperçu anatomique et physiologique de l'utérus, dans le but de faire ressortir et le rôle important que joue cet organe dans la constitution de la femme, et par suite les causes nombreuses qui exposent à l'inflammation. Il fera du reste mieux comprendre les désordres et les lésions pathologiques qui offrent un si grand intérêt.

L'utérus ou matrice est l'organe de la gestation. Double dans le plus grand nombre des animaux, il est unique dans l'espèce humaine et occupe la partie médiane de l'excavation du bassin, entre la vessie et le rectum. Sa mobilité est très-grande, et sa forme est celle d'une poire aplatie d'avant en arrière.

Le volume de l'utérus n'est pas le même à tous les âges de la vie. Ses dimensions sont très-petites jusqu'à la puberté (seize à dix-huit ans), époque à laquelle la nature semble se rappeler seulement alors cet organe, pour lui donner le volume qu'il doit présenter dans la suite, et pour l'assujettir en même temps aux hémorrhagies menstruelles.

Ces flux de sang apparaissent à une époque très-variable, suivant la température, le climat; suivant les constitutions des femmes, leur genre de vie, leur éducation physique et morale, et quelquefois aussi certaines habitudes pernicieuses. Dans les grandes villes, il n'est pas rare de voir des jeunes filles réglées dès l'âge de dix à douze ans. L'écoulement des règles chez une femme en santé a lieu tous les mois à la même époque; chez quelques-unes cependant, cet écoulement se fait tout les quinze jours. Il cesse d'habitude pendant la grossesse et l'allaitement.

Dès que la femme a conçu, il se fait un excès d'activité dans le mouvement nutritif de l'utérus. Cet organe, en effet, s'accroît avec le produit de la conception; son tissu devient plus consistant: de fibreux qu'il paraissait être il devient évidemment musculaire, et, chose remarquable, au lieu de s'amincir en se dilatant et s'étendant, il augmente au contraire d'épaisseur.

Le calibre de ses vaisseaux devient aussi plus considérable; peu à peu l'utérus s'élève dans l'abdomen, refoule en haut et sur les côtés les viscères abdominaux et le paquet intestinal, affecte d'autres rapports que ceux qui lui avaient été donnés par la nature, de telle sorte que vers la fin de la grossesse il manifeste sa présence jusqu'à l'épigastre. Sitôt après l'accouchement, la matrice revient sur elle-même avec d'autant plus de facilité que la femme vient d'être mère pour la première fois; mais elle ne reprend jamais son volume primitif, du moins pas avant la vieillesse.

A l'époque de la puberté, le diamètre vertical de l'utérus est de 7 à 8 centimètres; son diamètre transversal a, dans le fond de l'organe, 3 à 4 centimètres; au col, il offre à peu près 1 centimètre et demi dans toutes les directions; mais à l'époque des règles, il double quelquefois de volume.

Le poids de l'utérus est de 24 à 40 grammes; de 48 à 64 chez les femmes qui ont fait des enfants.

On distingue à l'utérus une surface externe et une surface interne; on le divise en corps et en col.

Tous les cols ne se ressemblent pas. Ils n'ont ni la même forme, ni la même consistance, ni les mêmes dimensions. Chez la femme qui n'a pas eu d'enfant, le col de l'utérus a près de 3 centimètres de longueur, 2 centimètres dans son diamètre transversal; son orifice est circulaire et à peu près fermé. Chez la femme qui a été mère, le col est plus volumineux, moins long, plus large; son orifice est longitudinal et béant. Si la femme cesse de concevoir, le col reprend peu à peu son état primitif.

A l'époque des règles, le col de la matrice est plus volumineux, plus mou au toucher, plus foncé en couleur; sa température paraît augmentée; son ouverture plus ou moins béante. Sa position varie suivant les femmes; il est ordinairement rejeté en arrière chez celles qui ont eu de fréquentes relations sexuelles.

L'utérus, à l'état de maladie, est le plus souvent tuméfié; son poids n'est plus le même qu'à l'état de santé. Il devient sensible au toucher ; il est alors sujet au déplacement. Très-élevé dans le bassin chez les femmes des pays chauds en général et chez celles qui offrent une haute stature, il est au contraire très-abaissé chez les femmes qui habitent les pays froids ou tempérés, et chez celles qui ont eu des enfants. Dans la vieillesse, l'utérus s'atrophie de telle sorte, qu'il offre seulement le volume de la matrice d'un nouveau-né.

L'utérus se compose d'un parenchyme ou tissu proprement dit, d'une membrane muqueuse qui tapisse sa cavité et celle des trompes. Une portion du péritoine ou membrane séreuse revêt presque toute sa surface externe.

L'utérus sert 1° à la gestation : c'est, en effet, dans la cavité utérine que l'œuf fécondé est mis en dépôt, qu'il trouve un abri protecteur, qu'il se développe, et c'est enfin au moyen de cet organe lui-même que le fœtus est expulsé au dehors ; 2° aux hémorrhagies mensuelles. En effet, sous quelque latitude que la femme vive, elle est soumise aux hémorrhagies utérines. A des époques régulières, la maturité du follicule de Graaf amène la congestion sanguine des organes génitaux. Les vaisseaux de l'utérus, trop distendus par le sang, finissent par se rompre, du moins c'est ce qui arrive pour les petites ramifications artérielles, et le sang s'épanche au dehors.

L'écoulement menstruel est généralement suspendu pendant la grossesse ou pendant les premiers mois de l'allaitement. Cet écoulement commence, dans nos climats, de la douzième à la quinzième année, et cesse vers l'âge de quarante ou cinquante ans. C'est l'époque du retour d'âge, de l'âge critique, de la ménopause. La femme, à cette période de la vie, perd sa faculté génératrice ; avec la fécondité, s'en vont les attributs extérieurs du sexe ; les seins se dessèchent, ou si l'embonpoint se conserve, il est flasque et mou ; les ovaires s'atrophient, l'utérus se rapetisse. Cette cessation des règles est très-rarement subite ; souvent elle est accompagnée de maladies dont les principales sont la métrite chronique, les cancers de l'utérus ou des mamelles, etc.

Le dérangement de la périodicité des règles, hors le temps de la grossesse ou de l'allaitement, ne manque guère d'altérer la santé des femmes.

Il est certaines femmes qui n'ont jamais été réglées; le plus souvent chez elles, l'hémorrhagie utérine est remplacée par une autre perte de sang, telle que l'épistaxis, l'hémoptysie, par un suintement sanguin qui se fait aux mamelles, aux yeux, etc. Une sécrétion quelconque par des voies ordinaires peut également remplacer l'écoulement utérin.

Les règles peuvent servir d'armes puissantes et favorables à la nature pour combattre une congestion, des phlegmasies qui surviennent chez la femme; mais ce sont aussi des instruments dangereux et souvent inévitables, quand, trop démesurés, ils frappent une constitution débilitée, ou qu'ils dépassent les limites assignées par la nature.

Comme on le voit, l'utérus, subissant des modifications si grandes, jouant un rôle si important dans l'économie, se trouve évidemment dans une excitation pour ainsi dire continuelle, et dans un état parfait de prédisposition aux phlegmasies. C'est aussi depuis l'époque de la puberté jusqu'à la vieillesse, que l'on rencontre l'inflammation aiguë de la matrice. C'est pendant ce temps, en effet, que la femme, jouissant du privilége d'être mère, se trouve, à chaque gestation, plus exposée que jamais aux inflammations utérines; et ces phlegmasies sont d'autant plus à craindre à ce moment, que la femme est dans des conditions plus fâcheuses, que les complications sont plus certaines, et les médications plus impuissantes.

Vers le temps du retour d'âge, Lisfranc a observé fréquemment la métrite. « L'utérus, dit ce chirurgien, est alors plus sanguin qu'à toute autre époque de vie. Il est encore le siége d'une fluxion dont la nature ne lui permet plus de se débarrasser facilement, en faisant couler le sang à l'extérieur. »

Cette suppression des règles est donc, nous le répétons, une puissante cause d'irritation qui amène chez les femmes mêmes âgées les indurations, les ulcérations et les squirrhes de l'utérus.

On distingue deux sortes de métrites, la métrite aiguë et la métrite chronique, suivant que l'inflammation s'annonce par des caractères franchement inflammatoires, ou qu'elle se manifeste par des symptômes douteux, et qu'elle parcoure lentement ses périodes.

DE LA MÉTRITE AIGUE.

Les inflammations aiguës de la matrice sont assez rares, surtout dans l'état de vacuité de l'organe. « Cela tient sans doute, comme le dit fort bien M. Murat, à l'extrême facilité avec laquelle les hémorrhagies utérines s'établissent; hémorrhagies tantôt générales, tantôt partielles, qui dégorgent plus ou moins cet organe, et empêchent l'inflammation d'avoir lieu. »

CAUSES. — Les causes de la métrite aiguë sont nombreuses, aussi les diviserai-je en trois séries.

La première série comprendra les causes qui surviennent dans l'état naturel, c'est-à-dire hors l'état de gestation.

La deuxième, celles qui se manifestent pendant la grossesse et l'accouchement.

La troisième, les causes qui pourront amener l'inflammation après l'expulsion du fœtus.

Première série. Dès que la matrice est soumise à la loi qui détermine le flux menstruel, elle devient plus ou moins irritable, surtout au moment des époques. Des boissons à la glace prises à l'instant de la transpiration; l'abus des plaisirs vénériens; la suppression des règles; l'usage des chaufferettes, et des injections trop foides ou trop fortement astringentes, dans le but de supprimer une hémorrhagie ou des flueurs blanches; des emménagogues administrés par des mains inhabiles, afin de régulariser les époques de la menstruation, de rappeler cet écoulement dans le cas de suppression : l'iode, par exemple, qui , tout en rappelant les menstrues, augmente souvent l'intensité des douleurs, et provoque la métrite ; l'ingestion des cantharides, la présence d'un pessaire dans le vagin, l'extension à l'utérus d'une phlegmasie vaginale , l'ablation ou la ligature d'un polype, la cautérisation ou l'extirpation du col cancéreux de l'utérus ; l'usage du café au lait chez certaines femmes ; les affections morales tristes, altérant la constitution de la femme, lui imprimant des secousses dont l'influence réagit sur la matrice ; l'hérédité, la fille tenant souvent de sa mère une extrême susceptibilité à contracter une affection utérine ; une fièvre quelconque, bilieuse, inflammatoire surtout, augmentant l'excitabilité de l'organe qui n'attend plus qu'un levain phlegmasique ; enfin, un travail ulcératif de l'intestin , gagnant l'utérus : ces causes, nombreuses comme on le voit, peuvent amener la métrite hors l'état de gestation.

Deuxième série. Pendant la grossesse ,. la métrite peut être le résultat des manœuvres criminelles faites pour provoquer l'avortement : des coups portés sur l'épigastre , des chutes sur les fesses , une constipation opiniâtre. Pendant l'accouchement, des manœuvres imprudemment exercées , le passage trop lent du fœtus, une opération sanglante, la rupture de l'utérus, l'arrachement du placenta ; enfin , l'impression du froid sur le ventre ou sur les parties génitales.

Troisième série. Après l'accouchement, le renversement de l'utérus , des tamponnements répétés ; des caillots ou des portions de placenta, de membranes , laissés dans la cavité utérine ; des bandages trop serrés sur le ventre ; un régime trop sévèrement suivi par la malade , ou bien des aliments en excès, aussi bien que des boissons alcooliques si communément données par le vulgaire sous le nom de *boissons fortifiantes ;* la suppression des lochies ou du lait ; une trop longue constipation , peuvent amener l'inflammation de l'utérus. C'est surtout après l'accouchement que survient l'utérite aiguë , et cette phlegmasie revêt alors une forme si grave , amène des complications, comme j'ai déjà eu occasion de le dire, si fâcheuses, devient si souvent rebelle aux médications, qu'elle compromet, dans bien des cas, la vie des pauvres mères.

SYMPTÔMES. — Ils sont locaux et généraux.

Lorsque la métrite n'existe que dans une partie de l'organe, elle débute ordinairement sans prodromes et ne se caractérise que par quelques signes locaux. Ainsi, l'inflammation est-elle bornée au col, les malades accusent de la douleur, de la chaleur et un poids inaccoutumé au fond du vagin. Cette douleur augmente par le coït, par les efforts que fait la femme pour aller à la garderobe. Le toucher reconnaît l'élévation de la température, de la tension, du boursouflement, de la dureté même et une sensibilité assez vive. Le speculum permet de constater la rougeur plus ou moins vive du col, son aspect luisant et humide quelquefois de sérosité jaunâtre, verdâtre, blanchâtre ou sanguinolente. Le museau de tanche semble ramolli dans son pourtour, sa coloration est d'un rouge un peu foncé. Si l'inflammation est à la partie supérieure de l'utérus, les malades éprouvent de la douleur à la région de la vessie; si elle a son siége à la partie postérieure, les lombes sont douloureuses; enfin, si la phlegmasie s'étend à tout l'organe, on observe un ensemble de symptômes généraux et locaux plus graves; la maladie s'annonce par un frisson violent dont la durée est quelquefois d'une heure, par de l'anxiété, par des douleurs sourdes d'abord qui s'irradient bientôt de la partie moyenne de l'excavation pelvienne jusqu'au périnée, à la vulve et à la partie supérieure des cuisses. Ces douleurs, accompagnées d'engourdissement, augmentent à la pression de l'hypogastre et au moindre mouvement de la malade. Souvent rémittentes, elles simulent les douleurs de l'accouchement. Les malades éprouvent des envies fréquentes d'uriner et d'aller à la garderobe, sans qu'il se fasse aucune évacuation notable (l'utérus tuméfié pesant sur la vessie et le rectum). La céphalalgie, le plus souvent intolérable, surtout au-dessus d'une des cavités orbitaires, est accompagnée quelquefois de délire; le visage est rouge ou pâle, les traits profondément altérés, la mâchoire inférieure agitée par des mouvements convulsifs; la langue est sèche, encroûtée, surtout aux approches de la mort; la soif vive; les yeux, retirés dans les orbites, ne distinguent que vaguement les objets; ils sont très-brillants et très-mobiles, ou ternes et d'une immobilité cadavérique. Des hoquets et des vomissements surviennent; le pouls, d'abord dur, concentré (100 à 120 pulsations à la minute), devient petit, serré, puis la peau se sèche ou se couvre d'une sueur visqueuse, froide et d'une odeur acescente.

Si ces symptômes se prolongent, les matières vomies sont verdâtres, d'une fétidité très-grande; le ventre se météorise; il survient des soubresauts des tendons, le pouls tombe, et la mort ne se fait pas attendre.

La palpation et la percussion de l'abdomen, quand le toucher le permet toutefois, font reconnaître la tuméfaction de l'utérus et le fond de cet organe, qui dépasse quelquefois alors de plusieurs centimètres le niveau des pubis.

DIAGNOSTIC. — Un examen sérieux empêchera de confondre avec la métrite la menstruation difficile qui, sans fièvre, n'amène que des douleurs plus ou moins vives n'augmentant pas par la pression sur l'hypogastre, douleurs qui viennent du reste à l'époque des règles.

Pour les déplacements de matrice si fréquemment douloureux, le toucher vaginal enlèvera toute espèce de doute.

Quant aux douleurs qui signalent l'avortement, dit le *Compendium de médecine,* « elles ont un cachet tellement particulier qu'on ne saurait les confondre avec celles de la métrite. Franchement intermittentes d'abord, elles sont séparées par des intervalles plus ou moins longs pendant lesquels la malade jouit d'un calme parfait. »

Mais a-t-on à distinguer la péritonite puerpérale, de la métrite, du catarrhe utérin même, ce n'est pas toujours chose facile. Les premiers jours, en effet, ces maladies ont une ressemblance frappante; mais bientôt la métrite aiguë, étalant ses caractères différentiels, ne laisse plus de doute à son égard. Ainsi, les femmes tourmentées par un besoin illusoire d'aller à la garderobe seront sollicitées de pousser en bas. Le vagin, le col de la matrice, offriront une chaleur brûlante et une sensibilité extrême. Si c'est après l'accouchement que survient la métrite, les lochies seront complétement supprimées; si elles reparaissent, elles sont mêlées de pus. Quant à la suppression constante du lait, donnée par quelques auteurs comme un des signes caractéristiques de la métrite, nous ne partageons pas cette opinion

Dans la péritonite puerpérale, le col de la matrice offre peu de tension et de sensibilité; l'écoulement est très-rarement supprimé.

Si la péritonite et la métrite existent en même temps, les symptômes de ces deux maladies se dessinent simultanément, mais les traits caractéristiques de l'inflammation du péritoine sont beaucoup plus manifestes : ainsi, la douleur abdominale est d'une sensibilité exquise, le météorisme énorme, la petitesse du pouls remarquable, et l'altération de la face a quelque chose d'effrayant.

Dans le catarrhe utérin, la suppression des lochies est plus constante, les douleurs sont moins vives, la malade n'éprouve pas le sentiment de pesanteur au rectum qui, dans la métrite, l'oblige à faire des efforts et l'invite à pousser comme dans les derniers instants du travail de l'accouchement.

On pourrait encore confondre avec la métrite l'ovarite, la vaginite, la cystite et l'hystérie, qui se manifestent à la suite des couches.

L'ovarite s'annonce par des douleurs vives que les malades ressentent derrière l'une des arcades crurales; par une tumeur ovoïde, mobile le plus souvent, obliquement dirigée, plongeant profondément dans le petit bassin. Les mouvements qu'on imprime à l'utérus se transmettent à la tumeur, qui du reste peut être parfaitement limitée par la percussion.

La vaginite ne détermine ni douleur, ni tuméfaction à l'hypogastre, ni sentiment de pesanteur au bas-ventre; elle n'est caractérisée que par la vive rougeur, la cuisson, la tuméfaction des parois vaginales.

Si, dans la cystite, l'hypogastre donne les mêmes symptômes que ceux présentés par la matrice enflammée : le ténesme vésical, le prurit incommode du méat urinaire, du périnée; la rétention des urines, et le cathétérisme rendu impossible; les urines rouges, troubles et parfois sanguinolentes, viendront fixer le diagnostic du médecin. La percussion avec le plessimètre de M. le professeur Piorry sera ici d'un secours puissant : en pressant légèrement l'hypogastre avec la plaque d'ivoire, la percussion donnera un son mat qui ne sera pas celui que l'on obtiendra en frappant le plessimètre fortement enfoncé dans les parois du ventre, et reposant alors sur l'utérus.

Les accès hystériques se reconnaîtront aux douleurs revenant par intervalles assez éloignés, par le sentiment de strangulation qu'éprouvent les malades affectées de cette sorte de névropathie.

MARCHE, DURÉE, TERMINAISON. — La métrite a très-souvent une heureuse issue; quelquefois, malheureusement, elle a une marche si rapide, qu'elle peut occasionner la mort dès le troisième ou quatrième jour, surtout s'il existe quelque complication du côté du péritoine.

Cette maladie peut se terminer par résolution, suppuration, induration ou gangrène; elle peut aussi passer à l'état chronique, ou dégénérer en ulcères, en squirrhe.

Résolution. L'inflammation de l'utérus se termine le plus souvent par résolution, vers la fin du premier ou du second septénaire. Ce mode de terminaison s'annonce par la diminution graduelle de tous les symptômes : la tuméfaction de la matrice diminue avec l'intensité des douleurs, les lochies supprimées reparaissent; la sécrétion laiteuse, si elle s'était arrêtée, reprend son cours, et la peau se couvre d'une légère transpiration; enfin, l'utérus reprend peu à peu son volume ordinaire, et la malade se trouve guérie.

Suppuration. La suppuration de la matrice est assez rare ; il faut cependant la craindre quand la métrite, avec tout son cortége de symptômes, prolonge sa marche au delà de quinze à vingt jours. En général, il est très-difficile de diagnostiquer la suppuration. Quand elle doit avoir lieu, le ventre reste très-douloureux et ballonné, bien que le pouls se ramollisse un peu et que la tuméfaction de l'hypogastre diminue légèrement. Une sorte d'inquiétude tourmente les malades ; elles se plaignent de la chaleur, de la pesanteur qui les accablent ; bientôt des frissons de longue durée surviennent, des élancements aigus arrachent des gémissements et des cris aux pauvres femmes. Suivant Hoffmann, des douleurs se manifestent dans les seins et au sinciput : « In abcessibus uteri mammæ ple- « rumque simul sunt affectæ sinciput extraordinarie dolet. » Un point de l'utérus devient le siége de la suppuration, qui se fera une issue dans la cavité de l'organe, ou plus rarement dans le rectum ou la vessie, au moyen des adhérences établies par l'inflammation. Smellie rapporte que du pus provenant de l'utérus s'épancha au dehors par le nombril. Lamotte cite également une observation très-curieuse : un abcès de l'utérus vint s'ouvrir à travers les parois abdominales et l'aine. Malheureusement le pus s'épanche quelquefois dans le péritoine et détermine une inflammation promptement mortelle ; mais lorsque les symptômes sont très-intenses, et que l'économie est très-profondément altérée, la mort arrive avant que le pus ait trouvé un moyen de se faire une route détournée.

Gangrène. Si la suppuration advient rarement, la gangrène est encore bien moins fréquente ; ce n'est que lorsque l'inflammation de l'utérus est poussée à l'excès, ou lorsque la malade est tombée dans un état complet d'adynamie. Elle a lieu du quatrième au douzième jour : le ventre s'affaisse, perd de sa sensibilité ; le liquide sanieux, noirâtre, qui s'écoule de la matrice, a une odeur cadavérique. Le pouls devient petit, vif et intermittent ; les sueurs froides et fétides ; la malade éprouve des défaillances, des hoquets, des vomissements, et un froid glacial des extrémités; sa face est pâle, ses yeux ternes; enfin un état comateux précède la mort.

Horn a vu des cas de gangrène de la matrice qui n'avaient été révélés par aucun symptôme durant la vie.

Induration. L'induration de la matrice se montre quelquefois : un sentiment de pesanteur incommode dans la région du viscère, un état variqueux des vaisseaux, de l'œdème des membres inférieurs, indiquent ce mode de terminaison. Cette induration est dans bien des cas la cause prédisposante des affections cancéreuses. L'écoulement des règles, quand il a lieu, est peu abondant; si la femme devient enceinte, ce qui est rare, le produit de la conception n'arrive jamais à terme.

Chronicité. La métrite aiguë peut enfin passer à l'état chronique, lorsque, après le quatrième ou le cinquième septenaire, les symptômes n'ont fait que diminuer de violence, et qu'ils n'ont pas entièrement disparu. Nous verrons plus loin ce qui distingue ce mode de terminaison, qui constitue alors une forme nouvelle de la maladie.

Van Swieten dit que la mort peut être la conséquence de la réaction profonde que la métrite suraiguë a imprimée au système nerveux : « Uteri inflammatio, gravior sæpe omnes fonctiones encephali « adeo turbat et opprimit, ut mors sequatur, antequam varii inflam- « mationis exitus locum habere possint. »

COMPLICATIONS. — L'inflammation générale du tissu utérin s'étend presque constamment à la muqueuse qui tapisse la cavité de cet organe, surtout si des foyers de suppuration, venant à s'ouvrir dans la cavité utérine, laissent le pus baigner longtemps la muqueuse de l'organe et celle du vagin.

La phlegmasie du vagin, du rectum, de la vessie, celle du tissu cellulaire du bassin, ne feront qu'aggraver le pronostic de la métrite. Les accès hystériques pourront compliquer la métrite aiguë. J'en ai observé un cas très-remarquable, dans lequel le sujet finit par succomber après plusieurs accès successifs.

De toutes les phlegmasies qui peuvent compliquer la métrite, la péritonite est la plus fréquente et aussi la plus souvent mortelle. On cite quelques cas de guérison, mais ils sont très-rares, quand surtout la complication advient après l'accouchement ou en temps épidémique.

Elle peut survenir dès le début de la maladie première, être bornée à la partie du péritoine qui revêt l'utérus, ou bien s'étendre à toute la séreuse en général; quelquefois très-intense quand la métrite est légère, elle peut aussi manquer quand celle-ci offre beaucoup de gravité. Quand ces deux maladies règnent en même temps, l'économie ne peut résister à la gravité des symptômes; la femme succombe dans des douleurs que rien ne peut exprimer.

Lorsque la métrite est puerpérale, l'inflammation des veines de l'utérus est encore une complication qui se manifeste; la coagulation du sang dans les vaisseaux enflammés contribue à l'engorgement de l'utérus. Si la phlegmasie est circonscrite, adhésive, le pus reste emprisonné dans une partie du vaisseau; mais si l'oblitération n'a pas lieu, il est porté dans le torrent circulatoire, et nécessite des accidents qui doivent enlever toute chance de salut. La phlébite utérine détermine-t-elle des symptômes de fièvre intermittente pernicieuse, il faudra se hâter d'opposer le quinquina.

Lorsqu'il existe avec la métrite un écoulement blennorrhagique, il s'écoule du vagin, suivant M. Ricord, un liquide visqueux, floconneux, qui exhale une odeur fétide d'hydrogène sulfuré ou de poisson pourri; le col de l'utérus est rouge, tuméfié, excorié, ou présente seulement des granulations et même de véritables chancres.

Si la métrite se termine par la guérison, elle peut néanmoins occasionner des accidents graves, contre lesquels l'art sera désormais impuissant. Ainsi, les femmes peuvent devenir stériles par suite de l'oblitération des trompes, ou bien, si la conception peut encore avoir lieu, elle se terminera par l'avortement, à cause des adhérences qui, survenant entre l'utérus et les parois du bassin, empêcheront le développement de l'organe (Boivin).

CARACTÈRES ANATOMIQUES. — Le péritoine n'offre rien de remarquable dans l'utérite aiguë, à moins que consécutivement il n'ait été pris d'inflammation.

L'utérus est plus volumineux ; je l'ai vu une fois présenter des diamètres vertical de 22 centimètres, transversal de 18, antéro-postérieur de 11 centimètres ; ses parois sont épaissies, son tissu ramolli, rouge ou d'une consistance lardacée. Le ramollissement peut être tel que le tissu utérin soit transformé en une sorte de bouillie qui conserve encore la forme de l'organe, mais qui cède à la plus légère pression du doigt. Quelquefois la cavité de la matrice contient des caillots de sang volumineux.

Lorsque l'inflammation a été partielle, les parties affectées seules présentent les caractères inflammatoires. Ainsi, la rougeur, la tuméfaction, font un contraste frappant avec le reste de l'organe, qui est pâle et sans augmentation de volume. La matrice est donc bosselée et très-inégale. Si la malade a succombé à la suppuration, l'autopsie permet de voir une infiltration de matières purulentes qui s'échappe sous la pression du doigt. Lorsqu'il existe des foyers purulents, à l'aide de l'incision on trouve des cavités plus ou moins considérables, communiquant par des trajets fistuleux, au rectum, à la vessie ou dans la cavité utérine. J'ai observé, chez une femme morte à la suite de couches, un abcès de l'utérus dont le foyer de suppuration, au milieu des parois de l'organe, avait pour limite, d'un côté, le tissu, et de l'autre, la muqueuse de la matrice, épaissie et décollée. Selon toute apparence, si la femme n'était pas morte si tôt, cet abcès se fût ouvert assez loin du foyer purulent, car un trajet fistuleux était déjà commencé, et semblait vouloir se continuer dans un point plus rouge, plus mou, que dans tout le reste de l'organe.

Les auteurs citent quelques cas dans lesquels le pus s'était réuni en nappe entre la surface de l'utérus et le péritoine soulevé.

La gangrène succède-t-elle à l'inflammation : on trouve des parties de l'organe converties en eschares, ou bien, ce qui est plus rare, l'organe est complétement mortifié.

Les ovaires, les trompes, les ligaments, rouges et tuméfiés, indiquent la part qu'ils ont prise à l'inflammation ; on trouve encore des traces de phlegmasie dans les vaisseaux sanguins de l'utérus. M. le professeur Chomel a trouvé du pus dans les veines. Après l'accouchement, ce sont surtout les veines voisines du placenta qui s'enflamment ; elles contiennent du pus séparé par de petits caillots sanguins, disposition aussi avantageuse que possible pour la malade, car l'infection purulente générale ne peut avoir lieu. Les vaisseaux lymphatiques peuvent aussi contenir du pus, surtout dans les épidémies de localités. Des observations, religieusement faites, ont prouvé qu'en effet cette suppuration s'était trouvée chez les femmes mortes à l'hôpital des Cliniques, tandis qu'elle avait manqué chez celles qui avaient perdu la vie dans le même temps à la Maternité.

Si le péritoine complique l'inflammation de l'utérus, l'intérieur de l'abdomen est phlogosé, le péritoine présente de l'épaississement, des fausses membranes jaunâtres, molles et non adhérentes, avec épanchement de pus ou de sérosité, variant en quantité d'une cuillerée à un litre.

Enfin, il est des auteurs qui prétendent que, dans quelques cas, la mort fait disparaître toutes traces d'inflammation de l'utérus.

PRONOSTIC. — Si l'inflammation de la matrice est peu étendue, si la malade est jeune, s'il n'existe aucune complication, si enfin la maladie survient hors l'état puerpéral, quelques semaines de traitement et de repos absolu suffiront pour amener la guérison.

Vient-elle pendant la grossesse, il y aura presque toujours avortement.

Après l'accouchement, la métrite sera bien plus grave, par la tendance qu'elle aura à se terminer par la suppuration, à s'aggraver par les complications, et à prendre des caractères typhoïdes, dont les plus remarquables seront la prostration des forces, l'altération de la physionomie, la sécheresse de la langue, les soubresauts des tendons, les selles involontaires. Compliquée de péritonite dans l'état puer-

péral et surtout d'épidémie, la métrite sera presque toujours mortelle.

Si la malade guérit, la convalescence est en général de courte durée. Il est rare de voir survenir des rechutes, à moins que les femmes
ne commettent quelque imprudence, ou que la matrice ne jouisse
d'une excitabilité très-grande.

Lorsque la syphilis vient compliquer la métrite, le pronostic sera
encore très-fâcheux.

TRAITEMENT. — Dès que le médecin aura reconnu la maladie, il
devra se hâter d'y porter remède, le plus léger retard pouvant devenir funeste aux malades. Les auteurs conseillent de recourir d'a-
bord aux émissions sanguines. Si la malade est jeune, d'une constitution robuste, pléthorique, deux ou trois saignées copieuses pourront
être pratiquées dans la journée. Si elle est faible, délicate, on devra
préférer les sangsues sur l'hypogastre; aux aines, comme le conseille
souvent M. Gendrin, ou sur le col même de l'utérus. Cependant, à
moins que le péritoine ne soit enflammé, Lisfranc, si croyable en pa-
reille matière, rejette ce mode d'évacuation sanguine, parce que, dit-
il, « les sangsues, bien qu'appliquées en grand nombre, occasionnent
presque toujours une forte congestion vers l'organe utérin, à cause
de l'habitude qu'a le sang de se porter vers ce point. » On aura donc
recours à la saignée du bras, qui sera proportionnée à la force
de la malade. Cette première évacuation aura pour but de diminuer
la masse du sang; puis, à des intervalles plus ou moins rapprochés,
90 à 200 grammes de sang seront encore tirés chaque fois, afin d'é-
tablir une dérivation vers les régions sus-diaphragmatiques.

Mais dans la métro-péritonite, la faiblesse, la prostration des forces
dans laquelle tombent les malades, devra rendre le médecin très-cir-
conspect dans l'emploi de la saignée générale. Il sera même néces-
saire le plus souvent qu'il seconde par des fortifiants les efforts si
impuissants que la nature pourrait faire en faveur des malades. Dans
les temps d'épidémie surtout, quand bien même la métrite se pré-

senterait avec les caractères les plus franchement inflammatoires, il ne faudrait recourir à la phlébotomie qu'avec la plus grande réserve. Combien de fois n'a-t-elle pas amené dans ces circonstances l'adynamie et l'état typhoïde !

Lorsque la force du pouls, la constitution de la femme, déterminent le médecin à tirer du sang, il devra commencer, d'après le conseil de M. le professeur Piorry, par laver à grande eau le vagin et même la cavité de l'utérus si c'est après l'accouchement, afin d'empêcher toute absorption fâcheuse.

Le décubitus de la malade ne devra pas être indifférent. Elle sera étendue sur un lit de crin, autant que faire se pourra ; le bassin un peu élevé, afin de faciliter la circulation dans les veines qu'il renferme, et d'empêcher que l'utérus, par son propre poids, ne tiraille ses ligaments et ne soit tiraillé par eux. Les bains tièdes entiers longtemps prolongés et réitérés plusieurs fois dans les vingt-quatre heures, les fomentations émollientes, les cataplasmes légers, narcotiques, les injections adoucissantes, seront prescrits avec avantage, et l'on recommandera d'éviter soigneusement le refroidissement. Si la douleur trop violente empêche la malade de supporter le poids du cataplasme, des couvertures et même de la chemise, on aura le soin de relever celle-ci et les draps avec un cerceau, puis on se contentera de faire des onctions huileuses et narcotiques avec les barbes d'une plume.

Quant aux bains de siége : la fatigue, le refroidissement auxquels ils exposent la malade, doivent, pour la métrite aiguë, les faire rejeter.

Les malades ne prendront que quelques tasses de bouillon dans la journée. Nous avons cru observer que la diète absolue, qui refuse jusqu'aux liquides les moins chargés de principes nourrissants (eau de veau, de poulet), suspendant les fonctions digestives, loin d'améliorer l'état des malades, ne faisait qu'accroître l'anxiété et les phénomènes ataxiques.

Des boissons délayantes, chaudes, composeront les tisanes des malades. Comme dans toutes les autres maladies, les fragments de glace ; l'eau de Seltz ; les emplâtres de thériaque ou de belladone sur la région de l'estomac, seront donnés contre les vomissements.

Dans la métrite, les soins de propreté seront extrêmes. Injections suffisamment répétées, linges fréquemment changés, etc.

Il ne sera pas indifférent de s'assurer de l'état de l'atmosphère qui entoure la malade. On renouvellera l'air de temps en temps, la température de l'appartement sera douce, le jour modéré , et le calme parfait. Toute impression morale sera évitée à la malade ; autant que possible elle devra rester indifférente à tout ce qui l'entoure, la joie. la contrariété pouvant déterminer une commotion fâcheuse.

Les vomitifs ont été conseillés dans la métrite puerpérale. Parmi ces médicaments, il en est un surtout qui a fixé l'attention des médecins : c'est l'ipécacuanha. En effet , dans les mains de beaucoup de médecins habiles, ce remède a donné des résultats quelquefois inespérés. C'est surtout au début de l'inflammation qu'il importe de l'administrer. Nous le regardons alors comme un médicament puissant. héroïque ; car nous avons vu bien des fois des malades , offrant un facies décomposé, un pouls petit, serré, des sueurs froides, une faiblesse sans égale , une anxiété des plus grandes, occasionnée par des douleurs atroces, revenir à la vie, sous l'empire de ce médicament, et entrer presque aussitôt en convalescence.

Lorsque la maladie date de quelques jours, ou lorsqu'elle survient dans des temps d'épidémie, l'ipéca est d'un effet moins sûr.

L'ipécacuanha doit être donné au début de l'inflammation , lorsque le ventre devient très-douloureux, qu'il se ballonne, que la face se colore, que la fièvre est très-intense , et lorsque surtout la faiblesse, l'abattement commence à se manifester. 75 centigrammes du médicament donnés en deux doses , à quinze minutes d'intervalle, amènent des vomissements dont les efforts semblent retremper les malades ; les douleurs s'apaisent insensiblement, les forces reviennent, et trouvant un calme qui les surprend, les malades se livrent à l'espérance.

L'ipéca n'agit pas seulement par sa propriété vomitive, car s'il en était ainsi, l'antimoine, le zinc, etc., rendraient le même service dans la maladie dont il est question. L'ipéca fait vomir, mais il tonifie en quelque sorte l'économie, qui dans les affections puerpérales a une si grande tendance à s'affaiblir.

Lorsque la métrite a fait des progrès, qu'elle date déjà de plusieurs jours, les vomitifs sont plus nuisibles qu'utiles. Ils aggravent les douleurs par les secousses qu'ils occasionnent, jettent souvent les pauvres femmes dans un état ataxique, et le mal ne fait que s'aggraver.

On aura donc recours, à cette époque de la maladie, plutôt aux purgatifs doux qui débarrasseront l'intestin des matières fécales. On donnera la préférence à l'huile de ricin, à la manne, et l'on se gardera bien de recourir aux drastiques. Doit-on administrer des narcotiques dans le cours de l'inflammation de la métrite ? Oui, sans doute ! Les calmants et l'opium surtout sont d'un effet très-salutaire, ils apaisent les douleurs ou du moins en diminuent l'intensité ; les malades en redemandent par des supplications, tant elles ont éprouvé de soulagement après chaque prise du remède. On dit même que des femmes, atteintes de métrite franchement inflammatoire, ont été guéries par des lavements assez fortement laudanisés. Ces faits sont rares et n'autorisent point à donner ainsi des doses énormes de médicaments narcotiques : car s'ils apaisent les douleurs et donnent aux malades une sorte de repos apparent, ils trompent fréquemment la vigilance du médecin, qui, croyant à un mieux assuré, laisse, sans le savoir, la maladie s'accroître. C'est ainsi que j'ai vu deux femmes succomber à une suppuration abondante de l'utérus, alors que l'opium laissait croire que la maladie était en voie de guérison.

Dans le cours de la maladie, il suffira de donner de temps en temps, toutes les six heures ou toutes les douze heures, un quart de lavement avec 8 à 15 gouttes de laudanum. Si l'opium amenait de la constipation, on l'associerait à la belladone, qui jouit des propriétés stupéfiantes et légèrement laxatives.

On a vanté beaucoup le calomel à la dose de 4 à 6 décigrammes dans les vingt-quatre heures, jusqu'à salivation, et l'onguent napolitain en frictions sur les cuisses, l'abdomen et les bras, 22 à 64 grammes.

M. le professeur Velpeau fait faire ces frictions dès le début de la maladie. Il se propose de faire absorber de fortes doses de mercure, de manière à produire une cachexie mercurielle, de telle sorte qu'en peu d'heures le sang, devenu d'une fluidité extrême, ne puisse plus servir d'éléments à la phlegmasie.

M. le professeur Dubois n'ordonne les frictions qu'après les émissions sanguines, lorsque surtout l'inflammation menace de se terminer par suppuration.

Lisfranc regarde l'onguent napolitain comme un remède héroïque dans l'inflammation de l'utérus, hors l'état puerpéral, comme après la parturition.

M. Trousseau recommande hautement aussi, lui, l'emploi du mercure.

Nous ignorons jusqu'à présent le mode d'action du mercure; dire que ce métal agit en fluidifiant le sang, c'est se mettre en opposition avec les faits de M. le professeur Andral, qui a vu dans les stomatites mercurielles la quantité de fibrine s'accroître comme dans les phlegmasies ordinaires.

Bien que l'emploi de l'ergot de seigle paraisse contre-indiqué dans la métrite, puisqu'il détermine l'excitabilité de cet organe, Spaziani cite plusieurs cas de guérison au début de la maladie.

Lorsque la gangrène de l'utérus se déclare, il faut pratiquer des injections de quinquina ou de décoctions aromatiques que l'on fera garder à la malade en lui maintenant le bassin élevé.

Quand la mortification s'est emparée de tout l'organe, des chirurgiens veulent que l'on pratique l'extirpation de l'utérus. Cette opération, si difficile du reste à exécuter, ne nous paraît pas praticable dans cette occasion, vu l'état d'altération profonde où se trouve l'économie tout entière.

Dans la métrite, une diarrhée modérée peut être salutaire; trop abondante, elle devra être combattue, car elle pourrait dépendre de l'irritation de l'intestin.

Enfin, nous terminerons par dire qu'il faudra bien se garder d'employer des emménagogues si, après la guérison, les règles venaient à retarder le second ou le troisième mois.

DE LA MÉTRITE CHRONIQUE.

Les auteurs qui ont parlé de la métrite chronique semblent avoir confondu cette maladie avec l'hypertrophie de l'utérus, qui n'est le plus souvent déterminée que par la congestion sanguine de l'organe sans qu'il y ait véritablement inflammation. On voit même des auteurs, et ceux du *Compendium de médecine* en particulier, qui nient l'existence de cette affection ou qui la regardent tout au moins comme douteuse.

D'autres écrivains admettent l'état inflammatoire chronique de l'utérus, mais ils font une distinction de l'inflammation chronique avec engorgement et induration et de l'inflammation ulcéreuse.

Nous croyons, d'après l'exemple de quelques maîtres que nous avons suivis dans les hôpitaux, et d'après les observations que nous avons pu recueillir, qu'il existe véritablement une métrite chronique; que cette inflammation est indépendante, dans bien des cas, de l'hypertrophie, de l'induration et des ulcères; que ces états particuliers, si on les rencontre avec l'inflammation, n'en sont que les conséquences ou les complications.

Les symptômes de la phlegmasie chronique ont d'ailleurs quelque chose de caractéristique, comme nous le verrons bientôt, qui empêchera de confondre cette maladie de l'utérus.

CAUSES. — La métrite aiguë, les congestions répétées, l'abus du coït, des injections excitantes, certaines professions qui obligent les femmes à de longues courses, à des ouvrages fatigants, comme celui de cirer les parquets, de laver le linge ; un pessaire, le manque de soins de propreté, l'usage du café, des emménagogues, des drastiques; une constipation habituelle, des ulcérations du col, les couches pénibles et les avortements, sont autant de causes qui peuvent amener la métrite chronique.

SYMPTÔMES. — L'utérite aiguë passe-t-elle à l'état chronique, les phénomènes locaux et généraux diminuent d'intensité. La lenteur avec laquelle marche la maladie ne peut faire, du reste, douter de ce nouvel état de l'organe, qui advient du quatrième au cinquième septénaire.

Mais lorsque la métrite chronique est primitive, elle peut quelquefois rester plusieurs semaines inaperçue ; elle ne détermine alors que de légères douleurs revenant par intervalles assez distants : par un sentiment de pesanteur qui fait croire aux malades à la présence d'un corps étranger dans le bas-ventre; par de l'engourdissement, des tiraillements dans les cuisses. Ces phénomènes, peu marqués encore, inquiètent seulement la femme, sans lui interdire ses travaux journaliers. Peu à peu, il survient une langueur, une faiblesse indéfinissable; la malade, cherchant à se rendre compte de son état, interroge en quelque sorte chacun de ces organes ; car, comme elle le dit, *elle croit avoir mal partout.* Enfin, les douleurs assez vives, les pesanteurs au bas-ventre, la fixent sur le siége de son mal, qui, faisant bientôt des progrès, l'oblige à garder le lit ou tout au moins le repos.

Lorsque la maladie est parfaitement déclarée, les douleurs sourdes, profondément situées, s'exaspèrent par moments, surtout aux approches menstruelles, augmentent par la pression, et s'irradient vers les lombes, la région sacrée et les cuisses. L'augmentation du volume de l'organe nécessite des envies d'aller à la garderobe, détermine des épreintes, des besoins fréquents d'uriner, de la constipation. Souvent il n'existe pas de leucorrhée; d'autres fois, quand des ulcérations surtout se sont établies, il se fait par le vagin un écoulement blanc, opaque, puriforme, avec mucosités transparentes provenant et de la cavité et du col de l'utérus.

La menstruation est souvent suspendue ; lorsqu'elle se fait, l'écoulement est irrégulier et peu abondant. Si la malade n'est pas soumise à un traitement suivi, dont la base est le repos absolu du corps, l'utérus augmente de volume, vient faire saillie jusque dans l'hypochondre ; les douleurs augmentent d'intensité au moindre mouvement de la femme, et surtout dans la station verticale ; les digestions se troublent, les viscères sont refoulés, et enfin des obliquités de l'utérus viennent ajouter les douleurs qu'elles déterminent à celles qui existent déjà.

A l'aide du toucher et du speculum, on reconnaît que la matrice est lourde, tuméfiée ; que son col est boursouflé, d'un rouge violacé, luisant ; d'une consistance dure ou le plus souvent molle, et d'un volume trop considérable pour être embrassé totalement par le speculum.

Fréquemment il existe des excoriations qui sont dans quelques points converties en ulcères inégaux dans leur pourtour, à fond grisâtre, uni ou granulé.

DIAGNOSTIC. — L'état de souffrance de l'utérus s'annonce toujours par des douleurs lombaires, par des tiraillements dans les aines et les cuisses, par un sentiment de pesanteur au bas-ventre. Mais le toucher seul permettra de reconnaitre le siége et la nature de la lésion.

Augmentant l'intensité des douleurs, appréciant le poids de l'organe, l'état du col, le doigt fera distinguer l'inflammation chronique d'un commencement de grossesse ou d'une distension de l'utérus par une môle. Il empêchera encore le médecin de confondre avec l'inflammation un état squirrheux de la matrice, qui serait alors inégale, bosselée, et d'un poids plus considérable.

MARCHE, DURÉE, TERMINAISON. — L'inflammation chronique de l'utérus reste longtemps stationnaire. Sa durée est fort longue ; ce

n'est quelquefois qu'après plusieurs mois, plusieurs années même,
que la femme peut se croire guérie. On admet généralement que
chez les femmes prédisposées au cancer, l'inflammation chronique
de l'utérus puisse se terminer par cette affreuse maladie. Quant à
la suppuration, elle est fort rare.

PRONOSTIC. — La métrite chronique, peu grave par elle-même,
ne laissera cependant pas d'inquiéter au sujet de sa terminaison. Les
craintes du médecin seront surtout fondées lorsque la maladie aura
une longue durée, que la femme sera sur le retour d'âge, ou lorsqu'elle aura dans sa famille quelque membre affecté de cancer. Chez
les jeunes femmes, l'inflammation chronique de l'utérus, offrant des
ulcérations profondes ou granulées, fera redouter désormais un
obstacle à la fécondation.

CARACTÈRES ANATOMIQUES. — L'utérus n'a subi aucune transfor-
mation organique; on y reconnaît toujours la structure qui lui est
propre; mais cet organe est fréquemment déformé en partie ou
en totalité. L'augmentation de son volume, la couleur grisâtre viola-
cée de sa substance, sa mollesse plus grande ou sa dureté, sont caractéristiques. Quant aux érosions, aux ulcérations, on les trouve
surtout au col, aux environs du museau de tanche. Elles sont superfi-
cielles ou profondes, s'accompagnant de tuméfaction, de boursou-
flements œdémateux des parties sur lesquelles elles ont leur siège.
Bien différentes des ulcères syphilitiques, qui sont grisâtres et à bords
tranchants, des ulcérations cancéreuses, dont les bords sont renver-
sés, durs et fongueux, elles offrent seulement un fond jaunâtre et
une surface plus ou moins inégale et saignante.

TRAITEMENT. — Si la femme est jeune, pléthorique, on fera une
ou deux saignées du bras; un grand nombre de sangsues seront appliquées aux aines, à l'hypogastre, à la vulve; on facilitera le plus
possible l'écoulement du sang, afin d'amener le dégorgement de l'uté-

rus et d'éviter l'effet congestif. Dugès et Mme Boivin rejettent l'application de sangsues sur le col de la matrice. MM. Gendrin et Duparcque prétendent avoir amené promptement la résolution de la métrite chronique par ce mode de traitement. Toutefois, cette application de sangsues étant fort désagréable et très-fatigante pour la malade, on n'y aura recours que lorsque les autres saignées locales auront échoué.

La malade prendra des bains entiers, des bains de siége et des injections émollientes; elle gardera le lit dans la position horizontale, fera usage de lavements adoucissants et laxatifs, pour entretenir la liberté du ventre; se contentera de quelques aliments légers et peu nourrissants.

Si l'engorgement persiste, le médecin prescrira des vésicatoires, des moxas, des sétons même, sur la région hypogastrique, puis des frictions mercurielles et iodées. Dans le *Medico-chirurgical*, Henri Hunt conseille l'emploi de l'acide arsénieux, comme étant d'une extrême efficacité dans les métrites chroniques. La dose est d'un vingtième de grain par jour, continué pendant plusieurs mois.

Lorsqu'il existe des ulcérations sur le col de la matrice, on attend que l'inflammation soit calmée, puis on applique des astringents et des caustiques (le nitrate d'argent, ou bien un mélange d'acide chlorhydrique et de miel). La cautérisation sera superficielle et répétée seulement à trois ou cinq jours d'intervalle. On aura soin d'introduire dans le vagin, après chaque cautérisation, et avant de retirer le speculum, une boulette de charpie sèche ou graissée de cérat, ou d'onguent mercuriel, suivant le besoin; ou de laver à grande eau, afin de préserver les parties saines de l'action du caustique.

Les rapprochements sexuels seront interdits pendant toute la durée de la maladie et de la convalescence. La malade évitera toute occupation fatigante et gardera le moins possible la position verticale.

QUESTIONS

SUR

LES DIVERSES BRANCHES DES SCIENCES MÉDICALES.

Physique. — Des effets de la foudre sur les corps bruts et sur les animaux.

Chimie. — Du sulfate de zinc.

Pharmacie. — Des préparations pharmaceutiques qui ont pour base un composé de plomb.

Histoire naturelle. — Caractères de la famille des ombellifères.

Anatomie. — Des artères et des veines de l'organe auditif.

Physiologie. — Des parties qui composent le sens du goût.

Pathologie externe. — De la hernie inguinale.

Pathologie interne. — Des applications de la percussion au diagnostic des maladies de l'abdomen.

Pathologie générale. — De l'étiologie des hydropisies.

Anatomie pathologique. — Des entozoaires en général.

1848. — *Gaudin de la Caffinière.*   5

Accouchements. — L'accouchement prématuré artificiel peut-il être appliqué à d'autres cas qu'à ceux de rétrécissement du bassin ?

Thérapeutique. — Quelles sont les applications thérapeutiques du froid ?

Médecine opératoire. — De la cure radicale des hernies.

Médecine légale. — De l'empoisonnement par l'arsenic.

Hygiène. — De l'allaitement mixte.

www.ingramcontent.com/pod-product-compliance
Lightning Source LLC
Chambersburg PA
CBHW070747210326
41520CB00016B/4614